TRAITEMENT

DES

FRACTURES DU MEMBRE INFÉRIEUR

PAR LES APPAREILS

DU DOCTEUR NOIZET

MÉDECIN-MAJOR AU 17e RÉGIMENT D'ARTILLERIE

PARIS

TYPOGRAPHIE DE HENRI PLON

8, RUE GARANCIÈRE

1873

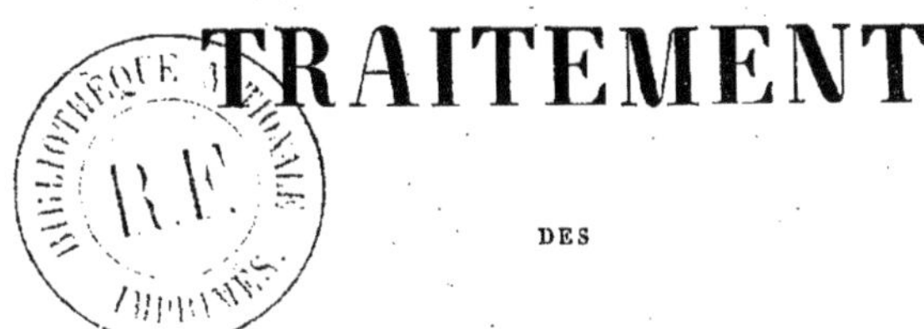

TRAITEMENT

DES

FRACTURES DU MEMBRE INFÉRIEUR

PAR LES APPAREILS

DU DOCTEUR NOIZET

MÉDECIN-MAJOR AU 17ᵉ RÉGIMENT D'ARTILLERIE

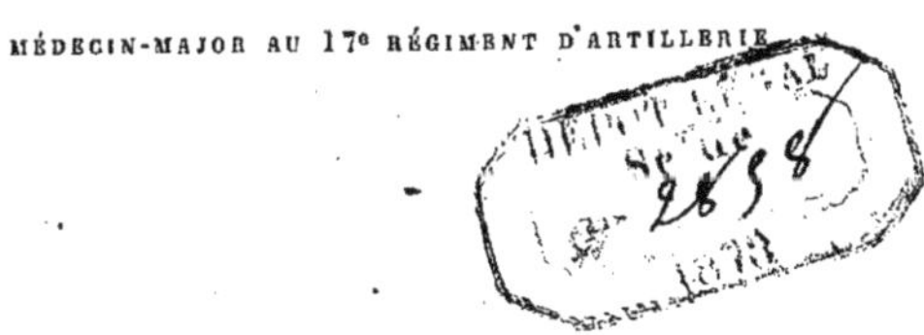

PARIS

TYPOGRAPHIE DE HENRI PLON

8, RUE GARANCIÈRE

1873

TRAITEMENT

DES

FRACTURES DU MEMBRE INFÉRIEUR

PAR LES APPAREILS DU Dr NOIZET

APPAREIL

POUR LE TRAITEMENT DES FRACTURES DE LA JAMBE

ET PARTICULIÈREMENT DES FRACTURES COMPLIQUÉES.

La question qui nous occupe se rapporte aux fractures de la jambe en général. Le traitement de ces fractures a excité de tout temps l'esprit inventif des chirurgiens et a reçu des applications diverses, qui sont les appareils amovibles, inamovibles et mixtes, hyponarthéciques et à suspension, c'est-à-dire le classique appareil de Scultet, qui, plus ou moins modifié, répond à tout jusqu'à présent; les glossocomes, puis les boîtes et la boîte de Baudens, les gouttières de toute nature et de toute espèce, enfin les appareils amidonnés, dextrinés, plâtrés, silicatés, etc. Dans les cas de fracture simple, ces derniers appareils sont ceux qui conviennent le mieux; mais dès qu'il s'agit de fractures compliquées, il faut en revenir à l'appareil de Scultet plus ou moins modifié, ou mieux encore à des boîtes plus ou moins perfectionnées comme celle de Baudens.

Dans la recherche de l'appareil le plus simple comme exécution et comme application, nous avons été guidé par une double pré-occupation; nous avions en vue la pratique de la chirurgie mili-

taire en campagne et la pratique de la chirurgie qu'il faut improviser à la campagne, loin des ressources des grands centres; ce
double but se résumait en ceci : simplifier et faciliter le traitement
des fractures même les plus graves, à tel point qu'il puisse être
fait partout et par tous.

C'est à l'occasion d'un appareil imaginé par nous pour le traitement d'un cas de fracture très-compliquée de la jambe, que l'idée
nous est venue de généraliser ce moyen et d'en étendre l'emploi à
toutes les fractures du membre inférieur. Cet appareil devra
rendre de très-grands services non-seulement à la chirurgie ordinaire de campagne, comme il a été dit, mais même à celle des
grandes villes et des hôpitaux; maintenant, l'usage pourra en être
bien vite répandu, grâce à la facilité de sa construction et à la
modicité de son prix.

Nous allons donner ici une description de notre appareil, dont
l'intelligence sera puissamment aidée par les figures et dessins
ci-joints.

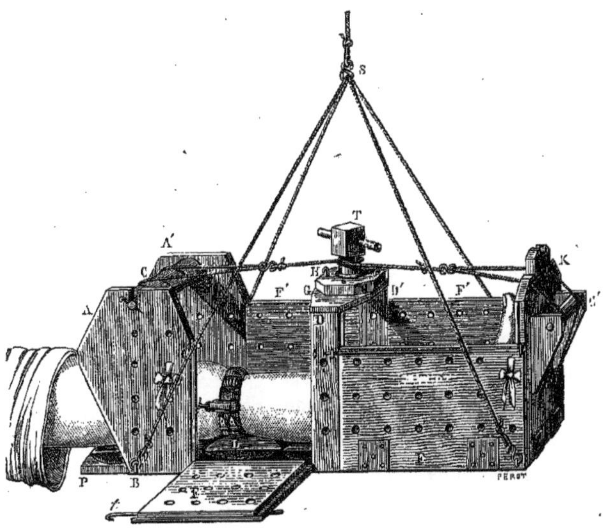

Fig. 1. — Appareil de jambe vu de trois quarts.

C'est un appareil à extension continue, où se trouvent combinées la suspension et l'hyponarthécie; il s'agit d'une boîte quadrangulaire dans laquelle le membre est déposé, puis soumis à une extension continue par le moyen d'un treuil T, ce qui le différencie tout d'abord du système de Baudens. Sur une planche de fond sont fixés, vers la racine du membre, de larges montants latéraux A et A', destinés à supporter les pitons B et rouleau C réfléchissant la corde de la contre-extension. Cette corde se termine par une anse que tire l'extrémité supérieure de la corde d'enroulement du treuil; puis sont fixées des fenêtres F et F' d'inégale étendue et mobiles sur charnières de cuir, pouvant s'adapter en haut ou en bas, de manière à laisser toujours le plus grand espace libre

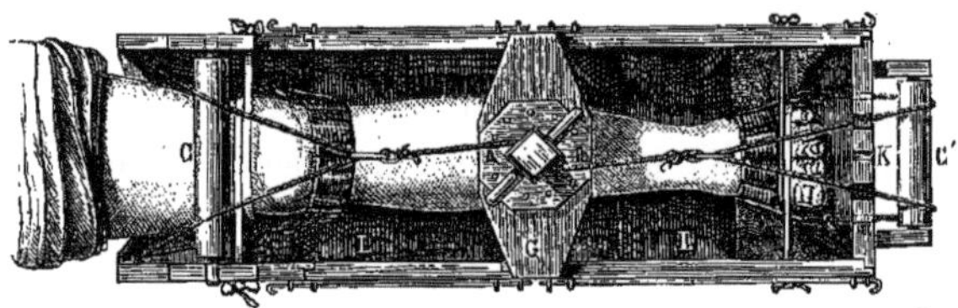

Fig. 2. — Appareil de jambe vu d'en haut.

au niveau de la fracture en s'abattant complétement; entre les deux fenêtres s'élèvent deux montants également mobiles D et D' et fixés en bas par des pitons; ils se déplacent dans le même rapport que les fenêtres et supportent le treuil.

Le treuil en bois T est composé d'un arbre lié à une plaque tournante percée de quatre trous, et en rapport avec une plateforme G fixe percée d'un grand nombre de trous disposés sur une ligne circulaire, de manière à produire l'arrêt du treuil au moyen de fiches en fil de fer H passant par les trous correspondants de la plaque tournante et de la plate-forme. Sur l'arbre du treuil est fixé un piton dans lequel la corde d'extension peut glisser et permettre pendant l'enroulement des tensions égales sur les deux extrémités. Ce mécanisme peut graduer les distances de l'extension et de la contre-extension à trois millimètres près, car les quatre trous de la plaque tournante ne sont pas sur des axes à angle droit, et il n'y a jamais que deux trous ouverts pour les fiches, les deux autres trous portant dans les intervalles et donnant la distance intermédiaire; de cette façon, le tirage est extrêmement doux et exempt de toute douleur, comme nous l'avons expérimenté dans le cas de fracture compliquée de notre observation.

Pour revenir à la description de notre appareil, à l'arrière se trouve la planchette du pied K, supportant à sa face postérieure un rouleau de réflexion C' pour la corde d'extension, qui s'est déjà réfléchie au-dessous par des trous pratiqués au niveau inférieur de la planchette; cette corde de l'extension se termine comme celle de la contre-extension par une anse qu'embrasse l'extrémité inférieure de la corde d'enroulement du treuil. De cette façon il est facile de comprendre que l'extension et la contre-extension se font par des tirages analogues et en sens inverse sur le treuil; de plus, elles se font rigoureusement, suivant l'axe du membre. Cette planchette du pied est fixée sur charnières de cuir à l'extrémité de la planche de fond, et se relie dans la fermeture générale avec le système de tringles *t* qui passent par les pitons fixés le long du bord supérieur des fenêtres et des montants de l'appareil.

Toutes les planches de l'appareil sont percées de trous, d'abord pour l'allégement des pièces de bois, puis pour faciliter la fixation de lacs qui serviront à maintenir en différents points le membre fracturé dans une direction convenable.

Nous avons parlé des cordes d'extension et de contre-extension; elles se terminent chacune par deux extrémités qui se relient à un système de bandages employés pour les tractions. Ces bandages peuvent être très-simples et improvisés avec des serviettes A et B, à l'imitation de Mayor [1], ou confectionnés sous forme de courroies rembourrées avec des attaches à anneaux C et D; ce sont des espèces de colliers adaptés à la forme de la partie du membre sur laquelle

---

[1] J'ai employé aussi, depuis, de larges bandes de caoutchouc terminées par des boucles.

doit s'opérer la traction, colliers à coussins multiples, munis latéralement d'anneaux en fer pour le tirage (ci-joint le dessin des différents bandages que nous employons).

Enfin la planche de fond de l'appareil déborde un peu en arrière, P (fig. 1), et est cintrée pour l'entrée du membre; elle est comme les autres percée de trous pour l'allégement du bois et pour l'écoulement des liquides dans les cas de lavage ou d'irrigation; de plus, une fenêtre peut y être pratiquée dans le genre des fenêtres latérales, dans le cas où l'on aurait à faire le pansement d'une plaie située à la face postérieure du membre.

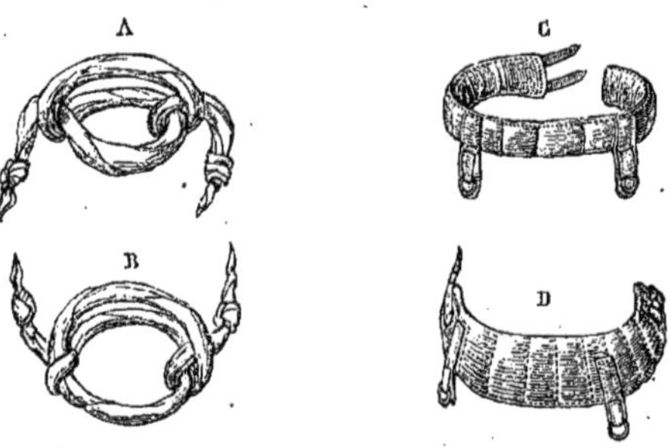

FIG. 3. — Bandages improvisés et courroies rembourrées.

En outre, sur le fond de la boîte se trouvent disposés une série de petits coussins pour recevoir le membre (voir fig. 2), coussins en toile cirée remplis de balles d'avoine L, revêtus ou non d'une chemise d'enveloppe en taie d'oreiller; ces petits coussins sont doubles sous le jarret et plus épais aussi à la racine du membre, ainsi qu'à la partie inférieure de la jambe, mais disposés de façon qu'ils se déplacent et se replacent facilement sans occasionner le moindre dérangement au membre, ni la moindre douleur au malade.

Le talon porte dans le vide sur un lit de ouate [1]. Enfin un der-

---

[1] Je fais pratiquer maintenant sur la planche de fond une ouverture correspondant à la saillie du talon, pour éviter sûrement tout contact.

nier coussin est le coussin plantaire, destiné à protéger la plante du pied contre la planchette.

Il est facile de voir comment le membre est fixé d'une manière solide au-dessus du genou, d'abord par des lacs à anses embrassant l'épaisseur du membre, puis par les lacs d'extension et de contre-extension, enfin par le lacs (voir fig. 3) fixant la pointe du pied contre la planchette. Le membre fracturé est immobilisé en entier et demeure toujours à ciel ouvert; il peut dès lors être pansé sans secousse et sans douleur, et être surveillé à tout instant.

Dans le cas de fracture nécessitant l'application de la pointe de Malgaigne, outre qu'il nous serait facile de l'adapter sur notre appareil, nous pouvons y suppléer par une extension dont l'axe passe en avant ou en arrière des malléoles, en déplaçant simplement les anneaux de tirage, de manière à faire basculer le fragment à volonté.

Un dernier point nous reste à décrire, c'est la suspension (voir fig. 1 et 5, Observ.) appliquée à cet appareil S, qui permettra au malade de donner à sa jambe l'inclinaison et l'élévation qui lui seront le plus commodes, puis lui facilitera de se mettre sur son séant, de se soulever dans son lit pour les garde-robes, etc. Cette combinaison permettra enfin au malade de sortir de son lit chaque jour pour se transférer sur un appareil roulant (voir fig. 6, Observ.), formé d'un plancher à roulettes supportant un fauteuil et un chevalet destiné à fixer la boîte suspendue par une poulie.

Par cet ensemble de moyens, un blessé, dans les plus mauvaises conditions et avec la fracture la plus grave, pourra dès les premiers jours de l'accident se lever hors de son lit et se promener dans la chambre sur son appareil roulant, avantage bien précieux au point de vue de l'état général du malade et de la réparation naturelle de la blessure; c'est là le résultat que nous avons obtenu chez le blessé qui fait le sujet de notre observation.

Notre système d'appareils offre un intérêt tout particulier pour la chirurgie militaire : nous voulons faire allusion aux blessés en campagne, aux pansements rapides, improvisés et multipliés, qui incombent aux chirurgiens, enfin aux évacuations, qui ont tant d'importance. Nous ne nous rappelons que trop ce que nous avons souffert pendant le blocus de Metz et après la capitulation de cette ville, en voyant tant de pauvres blessés sacrifiés aux maladies contagieuses et à la pourriture d'hôpital, faute de moyens de transport et d'évacuation vers les pays voisins qui leur offraient l'hospitalité.

Notre appareil est construit avec les matériaux les plus élémentaires et le mécanisme le plus simple; il n'y entre que du bois, des planches de dimension ordinaire, des morceaux de cuir, des clous, des pitons et des tringles en fil de fer; par conséquent, il n'y a aucun travail de mécanicien ni de serrurier, le moindre charron ou menuisier peut le confectionner en s'aidant des indications et des dessins qu'il aura sous les yeux. Le prix de revient en est très-minime, et si cet appareil était adopté pour les armées de terre et de mer ou par les administrations des hôpitaux, ce serait une dépense insignifiante à enregistrer sur les budgets.

APPAREIL

POUR LE TRAITEMENT DES FRACTURES DE LA CUISSE.

L'appareil pour les fractures de la cuisse est construit sur les mêmes principes que l'appareil pour les fractures de la jambe et donne des résultats analogues : l'extension continue, une traction très-douce et très-graduée ; enfin l'hyponarthécie et la suspension peuvent y être également combinées.

C'est une grande attelle externe, comme celles de Desault et de Boyer, dépassant en haut la hanche et en bas le pied ; dans son milieu est fixé un treuil, sur lequel s'enroule comme précédemment la corde de tirage, et disposé exactement de même dans tous ses détails ; cette corde passe par son extrémité supérieure sur un rouleau de renvoi, puis de là dans un des trous pratiqués en haut de l'attelle, s'y réfléchit et vient saisir par un crochet l'anse du sous-cuisse de la contre-extension ; en bas, cette même corde d'enroulement, glissant aussi sur un rouleau de renvoi, vient accrocher l'anse de la corde de l'extension ; les deux extrémités de cette dernière passent par des trous pratiqués, avec un écartement déterminé, à une planchette fixée à angle droit sur l'extrémité inférieure de l'attelle, et de là vont se fixer latéralement sur les lacs de l'extension appliqués au cou-de-pied et au-dessus du genou. Ces lacs peuvent être improvisés encore avec des serviettes, ou mieux confectionnés sous forme de colliers rembourrés comme précédemment (voir fig. 3), c'est-à-dire des colliers à coussins multiples ; ils agissent d'une manière conjuguée, d'où résulte une forte traction d'ensemble. Chez les sujets fortement musclés ou chez les femmes, le lacs, fixé au-dessus du genou, pourrait glisser, il y aura avantage à le placer plus bas, au-dessus du mollet, toujours conjugué avec le lacs du cou-de-pied.

Il est facile de saisir le mécanisme de l'extension, qui se fait ici directement, suivant l'axe du membre, et non plus obliquement, comme dans les procédés de Desault et de Boyer.

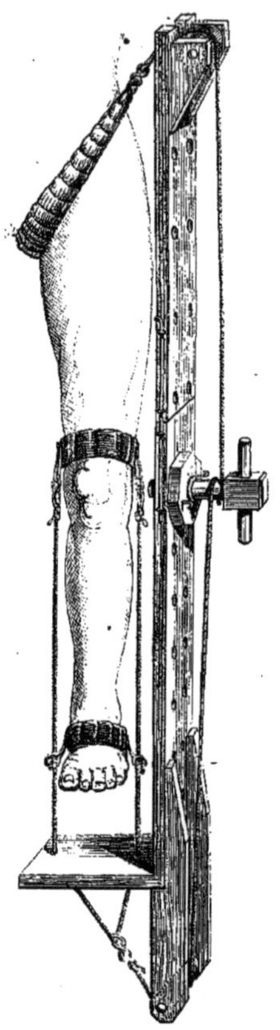

FIG. 4. — Appareil de cuisse.

Nous devons ajouter que cette grande attelle est coupée en deux, pour la facilité du transport; elle se replie alors sur une charnière de cuir, et pour la maintenir redressée et rigide, il suffit de passer deux tringles en fil de fer dans une série de petits pitons disposés sur ses bords, en avant et en arrière de la section. Cette disposition n'aura pas lieu d'être appliquée si l'appareil doit servir dans des hôpitaux ou des endroits fixes.

On a remarqué que le membre est soutenu en haut par le lacs de contre-extension, et en bas par les lacs d'extension; il est nécessaire de donner d'autres points d'appui au membre, pour qu'il ne fasse qu'un avec l'appareil et puisse être soumis à des moyens de suspension; à cet effet, on pourra fixer une sorte de sangle embrassant la partie moyenne de la cuisse, passant en dehors de l'attelle et s'y fixant par des œillets sur des pointes en saillie, enfin se bouclant sur la partie antérieure ou interne de la cuisse. Une sangle analogue, mais plus petite, pourra maintenir la partie moyenne de la jambe. De simples serviettes remplaceraient aussi avantageusement ces sortes de petits hamacs et constitueraient les premiers moyens improvisés. Un grand coussin longitudinal en balle d'avoine protége le membre dans toute sa longueur contre l'attelle.

Maintenant, s'il s'agit de fractures compliquées de plaies, comme dans les blessures de guerre, on joindra à notre appareil une petite boîte quadrangulaire correspondant au niveau du délabrement et renfermant l'épaisseur du membre. Cette boîte sera fixée en dedans de la grande attelle par une série de forts pitons, de manière à être mobile et à présenter des fenêtres pour faciliter le pansement, exactement comme dans notre appareil pour les fractures compliquées de la jambe [1].

---

[1] Ces différents appareils à fractures se trouvent chez M. Mathieu, fabricant d'instruments de chirurgie, carrefour de l'Odéon, 16, à Paris.

COMPLÉMENT HISTORIQUE.

Ces appareils avaient été imaginés et construits à propos d'un cas particulier, puis appliqués depuis quelque temps dans notre pratique, lorsque l'idée nous vint de rechercher ce qui avait été fait avant nous dans des cas semblables et de nous instruire enfin sur le traitement mécanique des fractures en général. Nous avons à cet effet compulsé les archives de l'antiquité, c'est-à-dire Hippocrate et Galien, puis les ouvrages spéciaux de chirurgie, surtout le *Traité des fractures* de Malgaigne, et voici les résultats que nous consignons ici en quelques mots.

Les appareils employés pour les fractures peuvent se diviser en deux grandes catégories :

1° Les appareils simples, qui sont les appareils à bandelettes et attelles, les gouttières, les hamacs, les cuirasses, et les appareils inamovibles ;

2° Les appareils hyponarthéciques, qui sont les boîtes, les caisses, les planchettes, les glossocomes ; tous pouvant être combinés avec l'extension permanente et la suspension.

PREMIÈRE CATÉGORIE.

Les appareils à attelles et bandelettes séparées sont décrits dans Hippocrate, et se retrouvent de nos jours consacrés sous le nom d'appareils de Scultet. Les gouttières en bois, en métal, à attelles conjuguées, etc., sont des appareils primitifs, et se rencontrent à toutes les époques, plus ou moins modifiés. (Nous nous rappelons avoir vu dans les douars arabes de ces gouttières à attelles conjuguées très-bien appliquées pour des cas de fractures comminutives par coups de feu.)

Les appareils dits inamovibles sont déjà mentionnés dans Hippocrate, Celse, Rhazès, Albucasis, et ont été perfectionnés de nos jours par Larrey, Seutin, Velpeau, etc.

DEUXIÈME CATÉGORIE.

Les boîtes et caisses à valves ont été renouvelées par A. Paré, J. L. Petit, Baudens, etc.; enfin Sauter et Mayor y ont joint la suspension.

Ici se classent les appareils à extension permanente qui se rattachent à trois systèmes, la distension, la traction et la bascule.

La distension est spécifiée dans l'appareil d'Hippocrate, dont le mécanisme réside dans des tiges flexibles s'arc-boutant sur des colliers d'extension et de contre-extension.

A la traction se rapportent le poids, la vis, le treuil et le cric; ce sont les glossocomes décrits par Galien : des planches sur les bords extrêmes desquelles se réfléchissent des cordes tirant sur des lacs d'extension et s'enroulant sur un treuil fixé sous la planche. Tels sont les appareils de Laugier, de Boyer, l'attelle dite bordelaise, etc.

Enfin à la bascule appartiennent les plans inclinés et les coussins formant leviers, comme pour les fractures de la cuisse, de la clavicule, etc.

Nous terminerons cette petite note en citant l'opinion de l'auteur du *Traité des fractures,* à propos des conditions que doit remplir le meilleur appareil à fracture.

« Il faut autant que possible que les puissances mises en jeu agissent dans la direction de l'os fracturé, que l'extension puisse se faire aussi graduée et cependant aussi forte et aussi constante qu'il est nécessaire, et enfin que les pressions sur le membre soient assez ménagées et assez largement réparties pour éviter les excoriations et les escarres. »

(MALGAIGNE, *Traité des fractures,* t. Ier, p. 244.)

Ce sont bien les idées qui nous avaient guidé dans le plan de nos appareils, et les indications que nous nous proposions de remplir dans un cas où toutes les difficultés se trouvaient réunies et où il fallait improviser.

Maintenant, après cette revue rétrospective des appareils à fractures, il est évident encore une fois qu'il n'y a jamais rien d'entièrement nouveau. Nous avons employé des moyens qui existent en principe dans plusieurs appareils plus ou moins anciens ; toutefois, nous croyons avoir répondu pour le mieux au programme donné par Malgaigne, en combinant le plus possible de ces moyens d'action dans un seul appareil très-simple, non dispendieux et improvisable partout.

Nota. Nous engageons les chirurgiens à prendre connaissance de l'observation suivante, pour bien comprendre l'application de nos appareils et apprécier surtout le mode de pansement auquel nous attachons une grande importance.

OBSERVATION

DE FRACTURE COMPLIQUÉE DE LA JAMBE.

« Lefebvre, batelier, âgé de vingt-six ans, natif du Nord, blessé le 4 janvier 1873 dans son bateau arrêté sur le canal à six kilomètres de la Fère (département de l'Aisne).

» En maniant son mât avec l'aide d'un camarade, le mât glissa par suite d'un faux mouvement ; le petit bout lui tomba sur la partie moyenne de la jambe gauche, et fractura directement et complétement les deux os. Il y eut fracture en biseau du tibia, le fragment inférieur perfora la peau et fit une saillie de plusieurs centimètres ; quant au péroné, il y a tout lieu de croire qu'il fut aussi fracturé, vu le raccourcissement et la déformation du membre, mais il fut impossible plus tard de s'en assurer directement, à cause du gonflement et de la douleur.

» Le premier chirurgien appelé ne vit le malade que le soir, essaya en vain la réduction, et ne put faire rentrer l'os ; il agrandit la plaie par plusieurs débridements successifs sans plus de résultat.

» Je fus appelé le lendemain, et vis le blessé à cinq heures du soir. Je retirai une esquille de 4 centimètres environ du fragment supérieur, comprenant toute la moitié externe de l'épaisseur de l'os, le reste formant un bec de flûte très-prononcé ; le fragment inférieur, très-pointu, fut scié dans une étendue de 2 à 3 centimètres dans toute son épaisseur terminale, puis un pansement simple fut appliqué.

» Le 6 janvier, application d'un bandage de Scultet, très-médiocrement serré.

» Le 8, la jambe est mise dans une boîte, mais sans traction. Pansement simple ; arrosement d'eau-de-vie camphrée.

» Pendant les trois ou quatre jours suivants, mêmes pansements. Réaction fébrile, inappétence, insomnie. Prescription d'un purgatif à l'huile de ricin. Quelques points douloureux dans la poitrine. Prescription de lavements calmants et application de sinapismes. »

La note qu'on vient de lire m'a été transmise par mon ami le docteur Geoffroy, qui, à cette époque, me pria de voir son malade, et dès lors je me joignis à lui pour les soins ultérieurs.

Je vais maintenant compléter l'observation avec le nouveau traitement que j'instituai.

Le 12 janvier, je vis le malade pour la première fois, huit jours après l'accident, et voici ce que je constatai : le blessé était couché dans l'étroite cabine de son bateau, près d'un poêle chauffé au charbon de terre; au pied de son lit, dans l'autre espace libre, couchaient sa femme et sa belle-sœur, qui le veillaient. Le toit de la cabine à une hauteur de 1^m80 environ, percé d'un regard pour l'éclairer, et une porte étroite servant d'entrée, complétaient le tableau.

Je fus immédiatement frappé des mauvaises conditions hygiéniques où se trouvait notre blessé; l'état général était menaçant, malgré les potions à l'extrait de quinquina, etc.; la plaie, très-large, offrait un mauvais aspect; un pus sanieux très-abondant s'écoulait à la moindre pression, et l'on voyait les extrémités des fragments supérieur et inférieur à nu dans une étendue de quelques centimètres, chevauchant l'un sur l'autre. Un empâtement douloureux, avec rougeur de la peau, se produisit les jours suivants à la partie externe de la jambe. Applications de cataplasmes.

Le 15, je vis que le pus avait fusé vers la partie externe du mollet et s'était ouvert une nouvelle issue par une contre-ouverture spontanée. Enfin, il était devenu tout à fait urgent de prendre un parti décisif, et d'abord de changer de lieu le blessé; mais pour cela il fallait pouvoir le transporter.

C'est alors que je songeai à construire une boîte à extension permanente, où le membre se trouverait immobilisé (voir fig. 1 et 2).

Le 22, après huit jours d'essais, je parvins à réaliser un appareil dans lequel je plaçai le membre et réduisis la fracture très-facilement et sans grande douleur par un système de tractions à l'aide d'un treuil, me servant de lacs improvisés (voir fig. 3) auxquels furent substitués plus tard des colliers rembourrés; la racine du membre fut maintenue fixe à l'aide de lacs à anses tirant en sens inverse et noués par les trous des montants postérieurs, la plante du pied fixée par un lacs noué sur la planchette.

Le maniement du treuil pour la réduction ne nécessita qu'un médiocre effort, et je pus voir les fragments déplacés se dégager lentement et venir prendre d'eux-mêmes une position régulière. A ce moment, l'artère tibiale antérieure battait dans la plaie; j'arrêtai la traction sur le treuil à l'aide de fiches. Cette opération, qui dura une minute, avait été parfaitement supportée, grâce à la tension douce et graduée.

Le 24, dans cet état, le malade put être déposé sur un brancard hissé par des cordes sur le pont de son bateau, puis de là transporté à bras dans une maison voisine; on le coucha sur un lit dans une grande chambre bien aérée. Le transport s'était effectué sans provoquer de douleur, ni même de fatigue.

Je fis alors ajuster un système de cordes avec poulie fixées au plafond pour suspendre la boîte prise par les quatre coins, de façon que le malade pût donner lui-même à sa jambe la hauteur et l'inclinaison qui lui seraient le plus commodes.

Une fois ce grand résultat obtenu, mon appareil me permit de m'occuper d'un mode de pansement tout à fait différent de celui suivi jusqu'alors; d'abord je remplaçai le long coussin sur lequel reposait le membre par une série de petits coussins en balle d'avoine, revêtus de toile cirée (voir fig. 2), pouvant se placer et se déplacer indépendamment les uns des autres, de manière à ne jamais remuer ni déranger le membre, mais en ayant soin de les arrêter en arrière du talon, qui doit porter dans le vide sur un lit de ouate ; puis je plaçai un premier drain dans la plaie centrale ou foyer de la fracture, et un deuxième dans la contre-ouverture naturelle. Dès ce moment, il n'y eut plus de clapier où séjournât le pus ; les plaies furent lavées à l'alcool camphré pur et pansées avec la poudre de camphre, suivant l'exemple de M. Netter pour la pour-

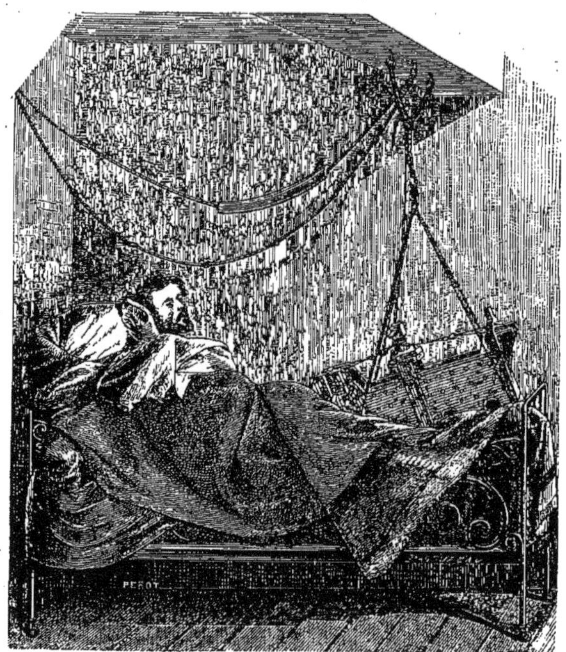

Fig. 5. — Le malade dans le lit avec son appareil.

riture d'hôpital. Sur le tout, on applique une couche de charpie recouverte d'une large compresse ; enfin une feuille de ouate est étendue sur toute la longueur du membre, pour éviter le refroidissement. A chaque pansement on peut visiter et rénouveler les petits coussins indépendants qui seraient salis par le pus ou par le sang, nettoyer le membre dans toutes ses parties sans le déranger le moins du monde, et entretenir ainsi la plus grande propreté.

J'oubliais de dire qu'à ce moment la coaptation et la direction des fragments me paraissant satisfaisantes, je jugeai à propos de relâcher un peu les colliers de traction que j'avais substitués aux lacs improvisés; c'est une précaution qu'il ne faut pas négliger, pour prévenir sûrement toute complication intempestive d'œdème, d'escarre et de douleur [1].

Le pansement ci-dessus est celui que nous avons fait constamment depuis avec M. le docteur Geoffroy. La disposition de la boîte, où le membre est complétement à nu et isolé dans une extension permanente, avec des fenêtres se rabattant au niveau de la fracture, tel que vous pouvez le voir figure 1, cette disposition, dis-je, contribua à rendre notre pansement tellement facile, que nous n'eûmes plus besoin de venir régulièrement panser le malade, les femmes qui l'entouraient s'en acquittant aussi bien que nous.

Le 25, trois jours après sa sortie du bateau, il y a déjà un changement notable chez le malade et une grande amélioration de son état général, grâce aux nouvelles conditions hygiéniques. L'aspect de la plaie se transforme à vue d'œil; l'appétit revient; toutes les fonctions se régularisent.

C'est alors que je songeai à faire lever de son lit le blessé; son appareil lui permettait déjà de se mettre sur son séant, de se soulever pour les garde-robes, etc. ; je voulus qu'il pût se lever hors de son lit, et grâce au système de suspension, je n'eus qu'à imaginer un appareil à chevalet, placé conjointement avec un fauteuil sur un petit plancher à roulettes. Ce fut fait rapidement, et la manœuvre devint de plus en plus facile après les premières séances : le malade, sa jambe étant suspendue dans sa boîte, se soutient par les mains à une corde longitudinale garnie d'un manchon; pendant ce temps-là, une demi-minute environ, le lit est éloigné, et à sa place on glisse l'appareil roulant, dans lequel on

---

[1] Dans un cas analogue que je traite actuellement, j'ai remplacé ces lacs par de larges bandes en caoutchouc terminées par des anneaux ou boucles de tirage.

accroche la boîte à l'intérieur du chevalet, après l'avoir dégagée
de la suspension du lit; puis le malade se laisse poser doucement
sur son fauteuil; une fois là, et l'on a eu soin de l'habiller, il peut
se faire pousser où il veut dans l'appartement. Maintenant, sur le
chevalet peut être disposée une tablette pour lire, écrire, man-

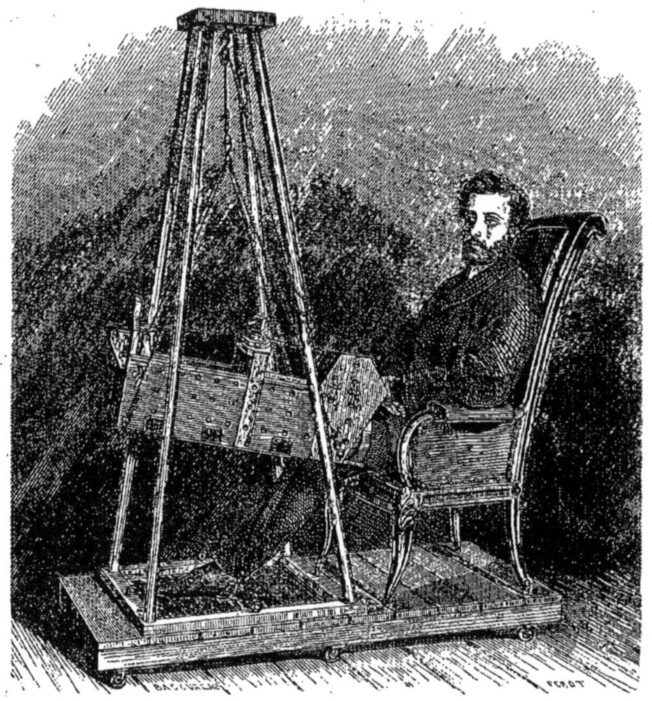

Fig. 6. — Le malade sur son fauteuil roulant avec son appareil.

ger, etc. Quand le malade est fatigué, on le replace dans son lit
par une manœuvre inverse; de cette façon il bénéficie du changement de situation, sans compter les escarres au sacrum, l'ec-
zéma, les douleurs et autres incommodités dues à une même sta-
tion prolongée qu'on lui évite naturellement.

Le 1er février, l'état général est devenu tellement satisfaisant
que le malade mange et dort comme un homme en bonne santé.
Le siége de la fracture a changé complétement d'aspect; le biseau
du fragment supérieur, tout à fait à nu autrefois dans la plaie, est
maintenant caché sous les bourgeons charnus; le fragment inférieur, qui offrait aussi une surface à nu dans la plaie de près de
2 centimètres, a disparu en partie. Enfin, la coaptation est à peu
près exacte. Je pus alors enlever le collier de l'extension et laisser
le pied libre, maintenu simplement par des lacs à anses noués sur
les côtés de la boîte.

Le 15, tout se passe de mieux en mieux; la plaie, toujours
pansée comme je l'ai dit, se rétrécit graduellement; le drain de la
contre-ouverture est retiré, cette petite plaie est presque fermée.
Dans la plaie centrale, on voit encore un rebord osseux qui pro-
bablement s'exfoliera, et dès lors les bourgeons charnus comble-
ront la plaie.

J'ai fait faire à cette époque le portrait de mon malade photo-
graphié sous deux aspects, au lit et dans son appareil roulant; ces
photographies ont été reproduites ici par le dessin (voir fig. 5
et 6).

Le 25, le malade continue de se lever tous les jours : sa figure
est celle d'un homme en bonne santé; il prend ses repas à table
avec sa famille; la plaie marche rapidement vers la cicatrisation; reste la réunion osseuse, qu'il faut attendre du processus
naturel.

Le 1er mars, le collier de la contre-extension avait déjà été
enlevé et remplacé par le lacs improvisé avec une serviette; ce
dernier est supprimé aujourd'hui. Il ne reste plus pour maintenir
la racine du membre que les lacs à anses noués sur les côtés de la
boîte, comme pour le pied.

Le 3, la plaie centrale se comble et se rétrécit; il n'y a presque
plus de suppuration, le drain est enlevé. Au fond de la plaie on
sent encore avec le stylet un petit point du fragment supérieur à
nu; quant au fragment inférieur, le rebord osseux est parfaitement

limité et devra se détacher par un travail d'élimination. En sou-
levant le membre en totalité, on sent quelque solidité au niveau
du foyer de la fracture; la réparation osseuse commence à se
faire.

A cette date, le malade reste levé une partie de la journée sur
son appareil roulant. L'appétit et le sommeil sont excellents. On
continue le pansement à l'alcool camphré pur et à la poudre de
camphre.

Le 12 mars, l'épiderme de la plante du pied se détache par
plaques, notamment la partie cornée du talon, ce qui rend celui-ci
d'une sensibilité excessive. Le talon, que j'avais réussi à tenir
jusqu'alors complétement exempt de toute excoriation, présente
aujourd'hui une petite plaie très-douloureuse; j'obvie à cet incon-
vénient en faisant scier une portion de-la planche de fond répon-
dant à un ovale plus large que le talon, de sorte que le talon ne
peut plus poser sur une partie solide, mais seulement sur une
couche de ouate disposée transversalement.

Cette observation a tellement d'importance, que, dans ma Notice,
j'avais dit : « Le talon porte dans le vide, sur un lit de ouate. » Je
comptais sur l'épaisseur du double coussin placé derrière le talon
pour le maintenir assez élevé au-dessus de la planche de fond;
mais le membre s'amaigrissant, le talon fait d'autant plus de
saillie et ne porte plus dans le vide. Dorénavant je fais pratiquer
une large ouverture sur cette planche au niveau du talon.

Le 18, la place du foyer de la fracture est à peu près comblée
par les bourgeons charnus; il ne reste plus qu'un trajet fistuleux
au fond duquel le stylet rencontre une petite surface dénudée
du fragment supérieur; le rebord osseux du fragment inférieur
à nu hors de la plaie est étroitement circonscrit et ne tardera
pas à se détacher par le travail d'élimination. L'état général se
maintient toujours excellent; le malade reste levé toute la journée
et a repris complétement ses forces. La plaie du talon est déjà
cicatrisée.

Le 22, le rebord osseux du fragment inférieur a été extrait

très-facilement à l'aide d'une pince. Une mèche est enfoncée dans le trajet fistuleux pour faciliter la sortie de parcelles osseuses qui pourraient se détacher du fragment supérieur. Le travail de consolidation devra s'effectuer dès lors rapidement.

Le 1er avril, la fistule paraît vouloir se fermer malgré les efforts renouvelés pour l'entretenir; le stylet pénètre avec peine sur la petite surface osseuse que l'on sentait à nù; aujourd'hui l'on ne perçoit plus la même sensation : cette surface est recouverte de tissu de nouvelle formation. Je renonce à introduire la mèche et j'abandonne la petite plaie à elle-même.

Le 4, la plaie fistuleuse s'est obturée complétement, et la cicatrisation s'en opère franchement. De ces larges plaies multiples communiquant avec le foyer de la fracture il ne restera plus désormais qu'une longue cicatrice cruciale. La perte de substance s'est à peu près comblée et la déformation est peu sensible, malgré l'issue de plusieurs esquilles mesurant l'une 5 centimètres, l'autre 1 centimètre, et d'une portion réséquée de 3 centimètres, car le membre n'offre plus qu'un raccourcissement de 2 centimètres, qu'il sera facile de dissimuler plus tard par la chaussure. Je dois ajouter que la consolidation est assez avancée pour que l'on puisse soulever le membre en totalité par une de ses extrémités. Il me suffira maintenant d'appliquer sur ce membre un bandage plâtré en attendant la consolidation définitive.

Ainsi le malade n'aura pas cessé un instant, pendant ce traitement, de se lever chaque jour de son lit, de manger, etc., comme à l'état de santé, de vaquer même à des occupations sédentaires, grâce à la disposition de cet appareil.

R. NOIZET,
Médecin-major au 1er régiment d'artillerie.

La Fère, 4 avril 1873.

PARIS. — TYPOGRAPHIE DE HENRI PLON, 8, RUE GARANCIÈRE.

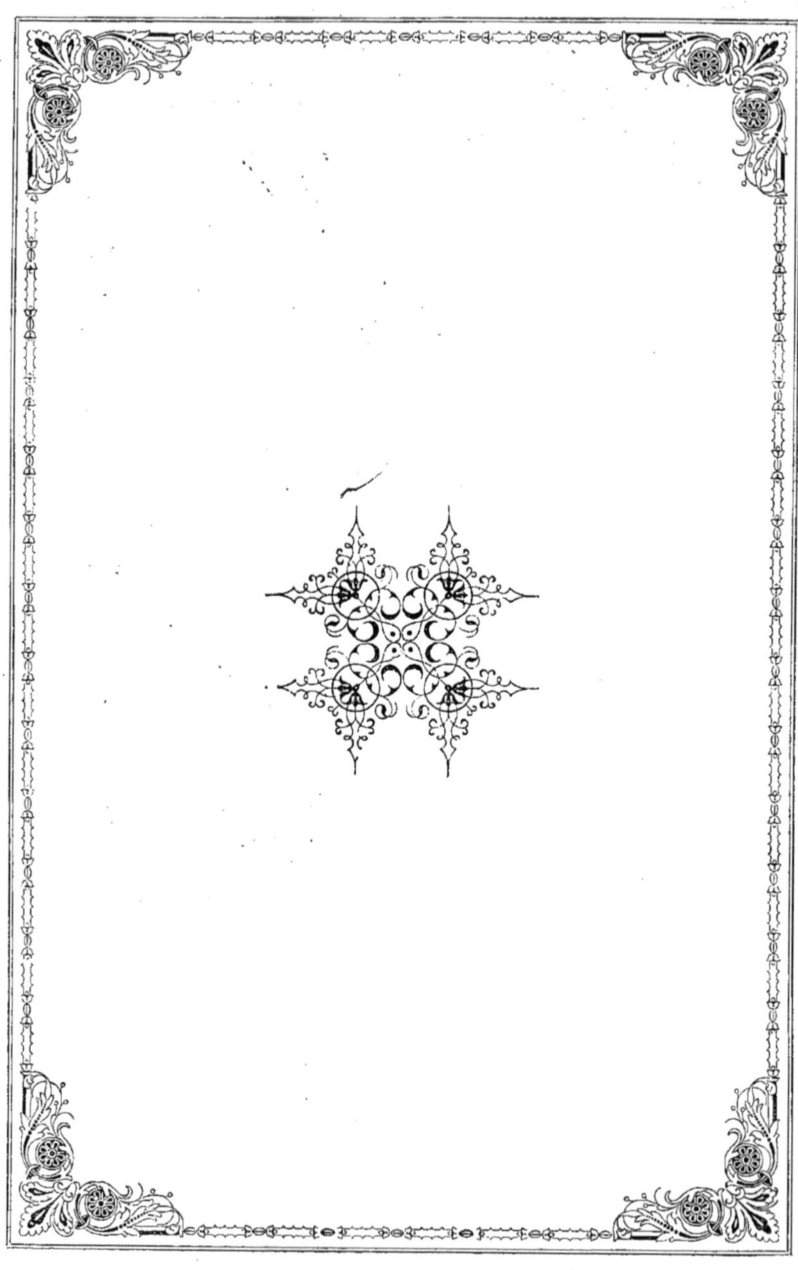